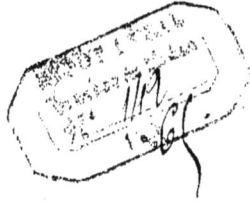

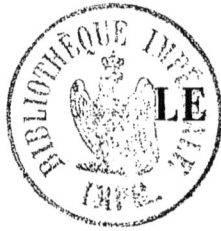

LE CHOLÉRA

ET

M. le Professeur JULES ARONSSOHN

DANS LES HÔPITAUX DE MARSEILLE.

1865

LE CHOLÉRA

ET

M. LE PROFESSEUR

JULES ARONSSOHN

Dans les Hôpitaux de Marseille.

<hr>

LETTRE

ADRESSÉE A

M. le Professeur JULES ARONSSOHN

Délégué en Mission scientifique

PAR

Son Excellence M. le MINISTRE DE L'INSTRUCTION PUBLIQUE

PAR LE Dʳ **A. VILLARD**

Médecin adjoint des Hôpitaux civils de Marseille.

Faciamus experimentum.

<hr>

MONSIEUR,

Si jamais il a été utile et indispensable de comprendre
et de juger un système ou une méthode de traitement
dans une maladie donnée, c'est bien aujourd'hui qu'il
convient de le faire, au milieu des circonstances doulou-
reuses qu'engendre notre épidémie cholérique; car, de
deux choses l'une : ou le système est bon, et alors celui
qui en est l'inventeur mérite la reconnaissance publique;
ou bien il est mauvais, et alors, il faut le rejeter sans
retard.

Vous arrivez à Marseille, Monsieur, honoré d'une mission scientifique qui vous a été confiée par S. E. Monsieur le Ministre de l'Instruction Publique. Vous venez au milieu de nous, non pas seulement pour observer l'épidémie qui frappe et qui consterne notre population, mais aussi pour expérimenter une méthode de traitement dont vons êtes l'inventeur.

Cette méthode, vous le dites à haute et intelligible voix, employée et appliquée avec une perspicacité clinique dont vous nous avez donné des preuves plus que contestables, vous aurait fourni des résultats surprenants et même merveilleux pendant l'épidémie d'Ancône (1). Assurément, Monsieur, il neviendra à l'esprit de personne de mettre en doute votre bonne foi ; mais, s'il est vrai qu'à Ancône les succès les plus nombreux ont justifié votre théorie chimique, vous devez obtenir les mêmes succès à Marseille à l'aide des mêmes moyens. C'est ce que nous verrons plus tard.

Grâce à la prompte et bienveillante sollicitude de M. le Maire et de la Commission Administrative des Hospices, vous avez obtenu un certain nombre de lits dans nos hôpitaux : 14 à l'Hôtel-Dieu, dans le service de M. le docteur Seux, médecin en chef ; 18 à l'hôpital de la Conception, dans le service de M. le docteur de La Souchère, également médecin en chef (2).

Vous vous êtes mis à l'œuvre, suivi dans vos visites par divers médecins des hôpitaux et de la ville, entouré des élèves qui fréquentent nos salles de clinique, et qui sont, vous avez pu le remarquer, des juges assez compétents. Sans vous en douter, Monsieur, vous aviez autour de vous des yeux d'Argus qui devaient ne rien laisser perdre de vos observations théoriques et pratiques. Il en est résulté

(1) M. Aronssohn, prétend avoir guéri 27 cholériques sur 29.
(2) MM. Seux et de La Souchère, n'ont jamais cessé d'être chargés du service des cholériques dans les deux hôpitaux.

que dans peu de jours vous avez excité d'une manière bien
légitime l'attention du corps médical en général ; j'irai plus
loin, en ajoutant que, dès l'abord, l'attention publique ne
vous a pas fait défaut (1). Pour beaucoup de gens, en effet,
vous avez été envoyé dans notre ville comme un sauveur ;
et, comme le public est toujours porté à l'exagération en
pareille matière, l'on vous a dressé à l'avance un piédes-
tal du haut duquel, je le regrette pour votre personne,
je viens très-poliment aujourd'hui vous faire descendre.

Loin de moi la pensée, Monsieur, de vouloir vous atta-
quer et vous combattre avec une idée préconçue, une idée
systématique d'opposition : non ; je m'incline devant la
vérité partout où je la rencontre ; mais aussi, je repousse
l'erreur partout où je la trouve. J'ai également suivi vos
visites, par curiosité d'abord, je dois le dire, car le peu
que je savais de votre traitement, me rendait incrédule ;
mais, je les ai suivies ensuite par la conscience du devoir:
ayant eu moi-même bon nombre de cholériques à soigner
en ville, et quelques-uns dans mon service des fiévreux,
à l'hôpital de la Conception, je devais m'assurer de l'ex-
cellence et de la supériorité de votre méthode pour l'employer, le cas échéant, de préférence à toute autre.

Votre traitement a été vite jugé, je vous le certifie: dès la
première visite à laquelle j'assistai, mon opinion fut fixée.
Notez que plusieurs médecins de la ville étaient venus ce
jour-là se rendre compte par eux-mêmes de vos expériences. Vous aviez autour de vous MM. les docteurs
Berrut, Nitard et Métaxas, et bon nombre d'internes et
externes des hôpitaux. J'entrai de suite en discussion

---

(1) Aujourd'hui la presse de Paris, de Lyon et de Bordeaux commence à
parler des nombreux succès de M. Aronsshonn d'après des corrspondances de
Marseille.

Nos lecteurs auront remarqué que les journaux de notre ville, après avoir
annoncé l'arrivée de M. Aroušshon se sont sagement abstenus de toute appréciation au sujet du traitement employé par ce dernier.

avec vous, vous demandant des explications, vous four-
nissant des arguments qui devaient non seulement m'éclairer, mais aussi faire passer votre conviction dans l'esprit
de mes collègues.

Il serait mal à moi de ne pas rendre justice à votre
exquise courtoisie; mais, j'ai hâte de le dire, si la courtoisie est partout une chose de convenance, la science
est de rigueur lorsqu'on l'applique et qu'on l'explique au
lit du malade.

Cela dit, Monsieur, et ne vous faisant part que de mon
impression personnelle, je crois que vous n'êtes venu à
Marseille que pour expérimenter un mode de traitement
que la science n'acceptera pas, quoique vous en disiez,
et que les résultats les plus imprévus ne valideront jamais.

Faciamus experimentum : Voilà votre point de départ.
Or, Monsieur, nous verrons bientôt sur quoi repose votre
théorie, et par conséquent si son point de départ est juste,
s'il est pratique, s'il est même scientifique.

En attendant, je vous ferai observer que l'expérimentation en médecine est une des choses les plus difficiles et
les plus délicates; qu'elle nécessite de la part de celui qui
s'y livre une connaissance profonde du sujet qu'il a sous
la main; c'est-à-dire qu'il doit connaître parfaitement
toutes les branches de la médecine et qu'il doit se rendre
compte de tous les phénomènes morbides, physiologiques, cadavériques qui peuvent se présenter à son obser-
vation. Or, Monsieur, un chimiste peut être dans son la-
boratoire un expérimentateur consommé; mais les recher-
ches auxquelles il se livre, quelque difficiles qu'elles
soient, ne portent que sur des substances inertes, c'est-à-
dire sans vie. En est-il de même en médecine? Non, Monsieur; car non-seulement, je le répète, vous devez connaître d'une manière complète le sujet qui sert à votre expérimentation, mais encore vous devez ne pas ignorer les

rapports qui existent entre un acte morbide et les effets médicamenteux que vous voulez obtenir ; vous devez donc savoir, d'une part, les effets physico-chimiques, de l'autre les effets dynamiques de la substance que vous vous proposez d'employer.

Eh bien ! Monsieur, sans aller plus loin dans cette voie de l'expérimentation qui m'entraînerait trop au-delà de mon sujet, permettez-moi de vous dire que si vous connaissez, ce que je ne conteste pas, la composition chimique des médicaments que vous administrez aux malades cholériques, vous ignorez complètement les effets que vous voulez produire. Pourquoi ? Parce que vous n'êtes pas clinicien ; parce que vous ne connaissez pas votre anatomie ; parce que vous connaissez moins encore votre physiologie. A l'appui de toutes ces assertions je vous fournirai des preuves incontestables et irréfutables.

J'ignore vos titres, Monsieur, à part celui qui précède votre nom sur vos cartes de visite : *Professeur Jules Aronssohn*. Professeur de quoi ? s'il vous plait ; de chimie, je suppose, puisque vous vous dites chimiste ; mais dans quelle Faculté ou dans quelle école avez-vous votre chaire ? Seriez-vous, par hasard, professeur agrégé à la Faculté de Médecine de Paris (1) ? Oh ! Monsieur, ce titre, vous ne seriez pas assez modeste, je le crois du moins, pour ne pas le mettre avant ou après votre nom ; de pareils titres ne se cachent pas.

Vous êtes donc professeur : mais êtes-vous docteur ? J'ai ouï dire que vous ne l'étiez pas, bien que sur les cahiers de visites à l'hôpital vous signiez : *Dr Prof^r Jules Aronssohn*. Je ne vous dirai pas que j'ai cru un seul instant à de pareilles insinuations. Donc, vous êtes docteur. Mais alors, pourquoi, acceptant un service dans un hôpital, avez-vous oublié si vite votre

---

(1) M. Aronssohn est prié de faire connaître la date de son concours, et par conséquent de sa réception.

anatomie et votre physiologie? Pourquoi faire de la médecine au lit du malade sans baser vos observations et vos indications sur des données rationnelles en rapport avec les fonctions organiques et les fonctions vitales? Pourquoi, en un mot, faire de la médecine chimique à tout venant et à tout propos sans tenir compte de l'état dynamique de l'individu? C'est que vous pouvez être chimiste, très-bon chimiste même, mais que vous n'êtes pas médecin. Au surplus, dans quelques instants vous me verrez demander à votre titre de professeur de chimie, raison de toutes les erreurs qui surgissent de votre théorie, tant au point de vue de la cause qui engendre selon vous le choléra, qu'au point de vue des indications que vous faites naître de cette cause.

J'entre maintenant en matière, et je vous demande tout de suite : Qu'est-ce que le choléra?

Vous me l'avez dit plusieurs fois, je ne ferai donc que transcrire votre réponse :

Le choléra est un empoisonnement résultant de la pénétration de l'acide oxalique dans le sang.

Vrai, Monsieur, cette définition n'a jamais été donnée par personne avant vous. Comme elle fera grand bruit, prenez les devants, réclamez-en la priorité; elle vous appartient de droit. Ah! Monsieur Aronssohn, vous voulez gagner le prix de cent mille francs!!! C'est là une découverte qui va faire peur à l'ombre de Bréant. Vous avez trouvé le joint, je vous en félicite; ainsi donc bonne chance!

Mais doucemennt : on vous demandera des preuves, on vous demandera des faits positifs, on exigera des succès nombreux, des guérisons bien constatées, il faudra enfin que désormais vous puissiez dire au fléau : arrête-toi là, je suis maître de toi, tu n'iras pas plus loin. Des preuves! mais vous les devez à notre légitime curiosité; vous les devez à M. le Ministre qui vous a honoré de sa confiance;

vous les devez encore à notre édilité marseillaise qui vous
a fourni les moyens d'employer largement trop largement
même votre méthode.

Or, chaque fois que, pour mon compte, je vous en ai
demandé, vous m'avez répondu que vous n'aviez pas le
temps de me les donner. Et cependant, une autopsie est
si vite faite; un peu de sang est si vite extrait d'un cada-
vre, que ce n'est pas la peine de répondre par une fin
de non-recevoir. Me direz-vous, par hasard, que les cada-
vres manquaient? Oh! Monsieur, dans un jour, le 16 septembre, vous avez eu trois morts à l'hôpital de la Conception; il y en avait deux de trop, trois même; car après
tout, ce sang oxalique que je vous demandais, vous
pouviez l'extraire en piquant légèrement la veine d'un
malade. Mais non, nous avons attendu, et nous attendons
encore. Quant aux succès, aux guérisons bien constatées,
nous verrons plus tard ce qu'il faut en penser.

Pour le quart d'heure, je ne crois pas inutile de suivre
et de démolir pièce par pièce votre théorie chimique.
Pardon si je laisse échapper quelque erreur! je ne suis
pas un profond chimiste, je l'avoue; je puis donc me
tromper. Mais j'accepterai, soyez en certain, avec le
plus grand plaisir, toutes les rectifications que vous aurez
à m'adresser.

Vous dites donc que le choléra est produit par la pénétration de l'acide oxalique dans le sang. D'abord d'où
vient cet acide oxalique? de l'air ambiant, dites-vous,
dans lequel il est tenu en suspension. Comme je suis aussi
incrédule que saint Thomas, je vous demanderai ici pour
la dixième fois de me montrer cet acide extrait sous mes
yeux de l'air que nous respirons en temps d'épidémie.
Vous prétendez l'avoir constaté : encore une fois, montrez-le moi et je me rendrai à l'évidence en compagnie de
beaucoup d'autres. Mais, je le vois, vous n'avez pas de
temps à perdre; vos instants sont comptés; ma demande
est trop exigeante...

N'allons donc pas si vite ; et en attendant que les faits viennent vous donner droit, c'est-à-dire que vous nous accordiez ce que nous vous demandons, discutons toujours vos opinions scientifiques. Car, si vous êtes profondément pénétré de la justesse de vos théories, vous pouvez, vous devez les soutenir quand même.

Dès-lors, je vous prierai de m'expliquer, avant tout, le mode de formation immédiate de cet acide dans l'air. Ici je vous embarrasse à un point extrême. Peut-être allez-vous faire intervenir, pour les besoins de votre cause, l'*action combinée du calorique et de l'électricité*. Mais, avouez-le, une pareille explication serait-elle soutenable ? pourriez-vous surtout la développer ? pourriez-vous me fournir des preuves scientifiques probables en faveur de cette thèse ? Je ne veux pas nier vos connaissances spéciales en chimie ; mais moi, qui ne suis chimiste que pour les besoins de ma profession, je veux vous prouver que votre thèse est inacceptable, et que la production de l'acide oxalique dans l'air est tout aussi impossible que sa permanence :

1° Cet acide est fixe et la chaleur est impuissante à le volatiliser, tout en étant décomposable par celle-ci, comme nous le verrons bientôt.

2° Comment se produirait-il dans l'air ? Evidemment au moyen de l'acide carbonique que celui-ci contient dilué dans une immense quantité d'oxygène. Or, dans ces conditions, les influences calorifiques ou électriques ne pourraient que produire une suroxygénation et nullement une désoxygénation partielle. Notez que cette désoxygénation partielle serait indispensable pour faire passer l'acide carbonique à l'état oxalique.

Théorie spécieuse que la vôtre, Monsieur ; partant d'un principe faux, elle doit vous conduire à une conséquence fausse. Disons mieux : partant d'une idée qui vous est venue à l'esprit, je ne sais trop comment, vous tombez dans les plus étranges erreurs thérapeutiques.

Vous m'avez même dit que vous me montreriez de l'acide oxalique sur les arbres de l'hôpital ; je le veux bien, montrez-le moi, si vous le pouvez ; je ne demande pas autre chose, car je tiens à m'éclairer avant tout. Mais jusque-là je n'accepterai aucune probabilité, aucune hypothèse gratuite comme la vôtre.

Passons à la présence de l'acide oxalique dans le sang : Cet acide, dites-vous, n'existant pas normalement dans le fluide sanguin, vous l'avez rencontré dans ce liquide pendant le choléra. Ici encore, vous avancez un fait que vous vous gardez bien de rendre palpable par des expériences. Des expériences seraient pourtant bien simples : prendre un peu de sang sur un sujet cholérique et l'analyser. Or, nous avez-vous rendu témoins de ce fait ? Non... Pourquoi donc vous refuser ainsi à donner satisfaction à nos exigences qui ne sont après tout que les exigences de tout le monde ? C'est que vous seriez aussi en peine de me montrer de l'acide oxalique libre dans le sang d'un cholérique, qu'il vous serait difficile de l'extraire de l'air.

Etablissons bien vos assertions : vous dites que l'acide oxalique n'existe pas normalement dans le sang. A ce sujet je suis pleinement de votre avis ; je ne crois pas que cet acide ait été extrait du liquide sanguin dans l'état de santé parfaite. Mais s'ensuit-il qu'il ne puisse pas exister à l'état d'oxalate dans une infinité de circonstances pathologiques et même physiologiques autres que le choléra ? Vous m'avez d'abord répondu négativement ? Vous admettez que l'existence de l'acide oxalique libre dans le sang appartient en propre au choléra, et que certains symptômes seulement de cette maladie sont dus à la formation de cristaux d'oxalate de chaux. Comment ! Mais vous ignorez que la composition du sang, étant essentiellement alcaline, s'oppose à ce qu'un acide quelconque puisse y exister à l'état libre, non seulement dans l'affection cholérique, mais encore dans toutes les maladies possibles !

Je m'étonne d'autant plus de vous voir émettre de pareilles opinions qu'en supposant cette acidité oxalique du sang, vous auriez eu la preuve toute trouvée de ce phénomène par une démonstration bien simple que vous auriez donnée à l'aide des papiers réactifs. De pareilles assertions sont donc bien surprenantes de la part d'un professeur de chimie. Mais entrons pour quelques instants dans le domaine de la chimie animale et de la médecine physiologique.

Vous dirai-je qu'une certaine alimentation végétale produit des oxalates solubles dont on retrouve les traces dans l'urine ? Vous devez savoir mieux que moi que l'oseille, la rhubarbe, les oignons, les turneps, les tomates, les pois-chiches etc., permettent de reconnaître dans le liquide urinaire les divers oxalates qui ont été ingérés ? Voilà un fait physiologique. Vous dirai-je encore qu'il existe une maladie connue sous le nom d'oxalurie dans laquelle l'acide oxalique, combiné avec des bases, se retrouve non-seulement dans l'urine, mais dans d'autres produits de secrétion? Voilà un fait pathologique. Vous dirai-je enfin que dans les fièvres typhoïdes adynamiques, le typhus, l'albuminurie, les chocs ou les fractures de l'épine, il se produit une influence dépressive sur le système nerveux qui donne lieu à des transformations de l'urée dont la plus importante est la conversion de cette substance en oxalate d'ammoniaque? Voilà encore de nouveaux faits pathologiques.

Je suis cependant bien forcé de vous dire que toutes ces maladies diffèrent du choléra comme le blanc diffère du noir. Ce n'est pas tout: dans le choléra lui-même vous avez trouvé, dites-vous, l'acide oxalique libre dans le sang. Je vous ai répondu que, jusqu'à preuve du contraire, je n'admettais pas cette découverte. Mais ce qui est vrai, et ce que vous auriez pu avancer, sans crainte d'être démenti, c'est que dans l'affection cholérique bien confirmée, alors que le système nerveux a éprouvé une sidération foudroyante, il n'est pas impossible de rencontrer des oxalates dans le sang ou dans les sécrétions, comme dans les fièvres typhoides, le typhus etc.

Le moment est arrivé de vous faire remarquer que la présence de ces composés oxaliques dans le choléra, aussi bien que dans les autres maladies que je viens de vous citer, n'est pas due à l'absorption directe de l'acide oxalique contenu dans l'air. Non, Monsieur, le fait que je vous signale n'est ni plus ni moins qu'un fait de physiologie pathologique.

En effet, Monsieur, bien que vous ne vouliez pas admettre la présence de l'urée dans le sang (ce qui ne fait pas le moindre doute pour personne), et que vous admettiez au contraire la formation de ce produit dans les reins (ce qui n'est rien moins qu'une hérésie physiologique), vous me permettrez de vous dire que l'acide oxalique est une métamorphose de l'urée et même de l'acide urique, et que sa grande affinité pour les bases, le transforme rapidement en oxolates solubles ou insolubles.

Si donc dans le choléra il peut y avoir une excès d'urée, et si vous admettez que l'acide oxalique considéré comme cause immédiate de la maladie pénètre dans le sang, pensez-vous que cet acide puisse rester longtemps dans l'organisme à l'état libre? Evidemment oui, vous le pensez, puisque, comme nous le verrons bientôt, vous dirigez vos formules bicarbonatées contre lui. Eh bien! Monsieur, j'ose vous dire que si l'acide oxalique pouvait arriver directement dans le sang, non seulement il n'y resterait pas, mais encore il se transformerait tout de suite en oxalate, voire même en oxalate d'urée, et il serait rapidement éliminé.

Maintenant, pour détruire plus facilement votre théorie, je vous demanderai comment cet acide peut pénétrer dans le sang. Votre réponse renouvelée sera celle-ci : Par les voies respiratoires (1). Il faut donc, pour qu'il soit

---

(1) Je vous fais grâce de l'absorption par la peau et les voies digestives.

absorbé, qu'il soit tenu en suspension dans l'air à l'aide
de la vapeur d'eau, ou bien qu'il soit à l'état gazeux. Au
premier chef, la densité de cet acide étant de 1.50, il s'en
suit que par le fait de cette densité d'une part, et de la
pesanteur de l'autre, il ne pourrait pas rester en suspension dans l'air. Au deuxième chef, je vous dirai qu'il
ne peut pas exister avec tous ses éléments à l'état gazeux,
attendu qu'il lui faut une température de 155 degrés, non
pas pour le volatiser, mais pour le décomposer en oxide
de carbone, acide carbonique, et acide formique.

Et voilà pourtant, Monsieur, le point extrême de votre
théorie : impossibilité d'absorption. Si donc, l'acide oxalique n'existe pas dans l'air, s'il existe encore moins dans
le sang, s'il n'est pas absorbé, que faut-il penser de votre
théorie? Que faudra-t-il faire dans quelques instants de
votre méthode thérapeutique?

Mais un moment; si jusqu'à présent vous n'avez fourni
à personne que je sache aucune preuve palpable, ou évi-
dente, je n'en ai pas encore fini, pour mon compte, avec
les arguments contraires que je possède, pour réduire
votre théorie à sa plus simple expression.

Admettons que le choléra ne soit qu'un empoisonnement produit par la pénétration dans le sang de l'acide
oxalique. Eh bien! Monsieur, l'on a pu observer les
phénomènes physico-chimiques et dynamiques de l'empoisonnement par cet acide introduit dans l'estomac. Vous
citerai-je Ruyston, Hume, Thomson, Orfila, Christison,
Coindet, Dupuy et tant d'autres qui ont observé et décrit
les phénomènes toxiques de l'acide oxalique?

Il faudra donc, pour nous rapprocher de votre manière
de voir, que les phénomènes constituant l'empoisonnement oxalique, soient en tout semblables au choléra. Or,
Monsieur, la comparaison n'est pas soutenable. Vous connaissez le choléra, ou du moins ne confondons pas, vous
avez vu des malades atteints de cette maladie ; ressem-
blent-ils aux malades empoisonnés par l'acide oxalique?

Ne parlons pas des désordres locaux qui sont à peu près les mêmes pour toutes les substances corrosives introduites dans les voies digestives. Mais, les phénomènes généraux ou dynamiques, les connaissez-vous ? Ecoutez, et comparez-les avec ceux du choléra : respiration courte, précipitée et suspendue de temps en temps pendant quelques secondes ; pouls à peine sensible ; diminution de température ; insensibilité progressive ; engourdissement des extrêmités ; tête portée en arrière ; convulsions tétaniques ; mort extrêmement rapide par l'asphyxie.

Eh bien! Monsieur, que pensez-vous de cette ressemblance ? Voilà une nouvelle preuve du peu de consistance de votre théorie. En voulez-vous une autre ? Vous savez quelle est la couleur du sang des cholériques ? Couleur groseille, n'est-ce pas ? Savez-vous quelle est la couleur de ce liquide chez les individus empoisonnés par l'acide oxalique ? Noir comme du marc de café (1).

Avant d'entreprendre la question du traitement anti-cholérique suivant vos déductions chimiques, permettez-moi une courte digression qui ne sera pas de reste après tous les détails chimiques et physiologiques que je viens de vous donner ;

Arrivant à Marseille, honoré d'une mission scientifique, sous le patronage de M. le Ministre de l'Instruction publique, avec une méthode de traitement que vous vous proposez d'expérimenter, disons mieux, que vous proposez de mettre en pratique, parce que vous en avez

---

(1) M. Aronssohn prétend avoir vu beaucoup de choses, entre autres, que le cœur des cholériques est cassant. En 1854, étant chef-interne à l'Hôtel-Dieu d'Avignon, j'ai fait pendant l'épidémie cholérique, bon nombre d'autopsies, avec mon collègue M. Pécholier, aujourd'hui professeur agrégé à la Faculté de Médecine de Montpellier. Jamais nous n'avons rencontré cette singulière propriété du cœur que signale M. Aronssohn. Aurait-il, par hasard, fait aussi beaucoup d'autopsies ? Dans ce cas, qu'il en fasse encore une, rien qu'une sous nos yeux, et qu'il nous montre ce qu'il a avancé devant plusieurs internes des hôpitaux!

fait déjà, dans d'autres temps et dans d'autres lieux, bon nombre d'expérimentations heureuses, n'eût-il pas été convenable d'exposer tout de suite votre système devant le corps médical de notre ville? Vous auriez rencontré, soyez en certain, au milieu de nous, un accueil des plus sympathiques et des plus mérités. J'ose vous dire que personne ne se fût refusé au devoir de vous fournir tous les moyens que vous auriez désirés. N'ayant pas pris cette initiative vous-même, il eût été au moins rigoureusement nécessaire qu'une commission officielle fût chargée de suivre vos visites dans les hôpitaux. Dans ce cas, la lumière n'aurait pas tardé à se faire; et, à l'heure qu'il est, tout le monde serait édifié sur la valeur de votre traitement. Mais, à défaut d'une commission officielle, je vous ai dit que, dès le premier jour, vous avez eu autour de vous des curieux, des incrédules, des hommes de savoir, des jeunes gens pleins de zèle et d'intelligence, et la lumière s'est faite. Malheureusement jusqu'à ce jour la vérité ne s'est guère étendue au-delà des grilles des hôpitaux. Espérons qu'il n'en sera plus ainsi dans quelques jours.

Je vous ai entendu dire plusieurs fois et avec assez de complaisance que vous deviez publier un travail expliquant votre méthode, travail scientifique ou de statistique, c'est ce que je ne sais pas. Quoi qu'il en soit, il est à regretter que cette publication n'ait pas encore vu le jour avec une préface adressée aux Marseillais. Mais, prenez garde! si vous faites tant que de tenir la plume, ne leur parlez pas à ces excellents Marseillais de vos succès d'Ancône, ou du moins parlez-leur en très peu; dites-leur bien que vous êtes partisan des quarantaines, (et vous auriez raison de l'être, car c'est le principal moyen pour prévenir le choléra) ; dites-leur encore que vos succès sont nombreux; que votre méthode vaut mieux que toutes les autres (ce que vous aurez soin de prouver bien entendu), et votre affaire sera faite. Dans le cas contraire, ne vous donnez pas la peine de prendre la plume, ce serait du temps perdu. Si ce dernier conseil entraîne votre conviction, je serai heureux pour ma part d'y avoir contribué par l'appoint que je vous donne aujourd'hui en **vous** adressant cette lettre.

Quant aux quarantaines dont je viens très à propos de prononcer le nom, vous me permettrez de vous prouver à la fin de ce modeste travail que vous devez être forcément anti-contagioniste, par conséquent ennemi des quarantaines, *dans l'intérêt bien légitime du commerce.*

Mais revenons à notre sujet et abordons le traitement de l'affection cholérique suivant la méthode que vous préconisez. Je ne regrette qu'une chose en traitant ce sujet, c'est de faire intervenir de nouveau la chimie dans ce grave débat ; mais c'est vous-même qui m'y forcez.

En deux mots : vous combattez et vous guérissez le choléra, dites-vous, 27 fois sur 29, en administrant aux malades les bi carbonates alcalins et autres sels, suivant des doses et des formules que nous examinerons dans quelques instants.

Au premier abord, l'idée paraîtra juste : l'acide oxalique a pénétré dans le sang où il agit comme poison ; il faut détruire sa propriété toxique, administrer de suite un sel dont la base formera, avec l'acide oxalique, un oxalate soluble, tandis que l'acide ira où il voudra.

(Messieurs, vous avez bien compris, n'est-ce pas ? Eh bien ! le tour est fait ; ce n'est pas plus malin pour guérir le choléra... Notez que l'auteur de la méthode demande les malades les plus graves, ceux qui sont algides, bien algides, cyanosés, etc. Cependant, faites comme moi, Messieurs, demandez à M. Aronssohn s'il est bien certain de l'action de son bi carbonate (1) et dans ce cas, qu'il

_____

(1) M. Aronssohn ayant trouvé que les substances de Marseille étaient mauvaises, s'est cru obligé d'en faire venir de Paris.

veuille bien vous expliquer si son remède est absorbé. Forcément il vous répondra oui.) Eh bien! je le demande, n'est-
ce pas là une erreur pour la majorité des cas? Les vomissements ne rejetteront-ils pas, en effet, le médicament en
question qu'il soit simple ou associé à d'autres substances?
Que devient alors le contre-poison? Il est venu dans un
pot de tisane, ou dans une potion, associé à d'autres re-
mèdes, tels que le chloroforme, le sous-nitrate de bismuth, la gélatine, la glycérine, que sais-je encore, et il
retourne dans un vase à déjection.

Admettons que le malade ne vomisse pas, ce qui n'est
pas rare dans l'épidémie actuelle, et suivons ce bi-car-
bonate que vous administrez *largâ manu*. Il arrive dans
l'estomac où il se décompose plus ou moins au contact
des acides gastriques; l'acide carbonique se dégage, et
la base s'unissant avec les acides qu'elle rencontre forme
des sels solubles qui sont entraînés dans le tube digestif
où ils séjourneront jusqu'à ce qu'ils soient rendus ou
bien jusqu'à ce qu'ils soient absorbés. Voilà pour moi le
résultat le plus clair de l'administration de votre bi-car-
bonate; car, dès l'instant que je n'admets pas l'acide oxalique dans le sang, pas n'est besoin d'aller rechercher
dans le torrent circulatoire ou dans l'organisme en
général des transformations de ces sels carbonatés en
oxalates solubles ou insolubles. Si les choses se passaient
comme vous le dites, assurément il serait facile de dé-
montrer l'existence de ces oxalates, soit dans le sang, soit
dans les secrétions, soit enfin dans la trame des tissus où
on les rencontrerait en assez grande quantité. Il est bien
entendu que, même dans ce cas, nous n'oublierions pas la
part qui reviendrait à l'urée ou à l'acide urique.

Nous venons de mettre le doigt sur une question des plus
importantes, l'absorption gastro-intestinale pendant la
période algide du choléra. Cette absorption a-t-elle lieu?
Lorsque le malade vomit tout ce qu'il prend, lorsqu'il
rend même la partie séreuse de son sang par le haut et par

le bas, il me paraît difficile que vous lui fassiez absorber la moindre substance médicamenteuse, par cette raison que l'exhalation étant continuelle, l'absorption ne peut pas s'effectuer. Si au contraire les vomissements ne sont pas incessants, l'estomac pourra conserver pendant un certain temps les substances ingérées, et pendant cette tolérance momentanée l'absorption pourra enlever une partie des substances prises par le malade. Enfin si le sujet ne vomit pas du tout, ou qu'il n'ait qu'un peu de diarrhée choliériforme, ou bien qu'il n'ait ni l'un ni l'autre de ces deux symptômes, comme dans le choléra sec, il me paraît rationnel d'admettre que les médicaments pourront être absorbés.

Les choses se passent-elles réellement ainsi ? Je le suppose ; mais je ne serais pas étonné que quelqu'un vînt me soutenir l'inverse, en basant sa réfutation sur ce fait que l'action nerveuse des vaisseaux absorbants lymphatiques et sanguins se trouve tellement pervertie et anéantie, que l'absorption est tout aussi impossible que l'exhalation. C'est ce qui expliquerait pourquoi le choléra sec est presque toujours cyanique, au moins partiellement, et pourquoi il donne lieu à des congestions passives plus rapides et plus graves. Cette explication, vous le voyez, Monsieur, est sérieuse.

Donc, pour que votre opinion ait quelque apparence de raison, il faut que votre remède soit absorbé. Car pour vous, une fois l'absorption opérée, la base du carbonate est prise par l'acide oxalique, et l'oxalate soluble qui en résulte est éliminé rapidement. Vous savez maintenant pourquoi je ne partage pas votre manière de voir à ce sujet.

Mais, notez bien que jusqu'ici je n'ai pris que le cas le plus simple avec le remède qui se prête le mieux à votre théorie. Plus nous allons avancer dans cette voie scabreuse de la thérapeutique indiquée par vous, plus nous allons entrer dans un *imbroglio* que vous aurez autant de peine à expliquer que j'en ai moi-même à indiquer.

Vous êtes bien aise, je le repète à dessein, d'avoir à soigner les malades les plus graves, ceux qui sont algides et bien algides, cyanosés, etc..... Supposons donc que votre malade soit dans cette période ; qu'allez vous ordonner ? Si les vomissements ne sont pas continuels, vous lui ferez passer un julep calmant contenant de l'eau chloroformée, du sirop de coing, de l'eau de fleurs d'oranger, du sirop de tolu et même un blanc d'œuf.

Or, Monsieur, de toutes vos ordonnances, votre julep est assurément la meilleure et la plus rationnelle. C'est une préparation un peu excitante, anti-spasmodique, astringente, béchique au besoin, etc... Il ne faudrait pas cependant trop l'éplucher pour montrer qu'elle depasse les résultats que vous voulez obtenir. Mais poursuivons : à défaut de ce julep, vous ordonnez une potion composée au citrate acide de magnésie, ou bien une potion bismuthique contenant une foule de substances. (Voir le formulaire.)

Si mes souvenirs sont bien exacts, vous m'avez dit que la première contient du citrate acide de magnésie, de la glycérine neutre, du sirop de fleurs d'oranger et de l'eau distillée chloroformée. (Voir le formulaire.)

Quand à la seconde, elle renferme du sous-nitrate de bismuth, du bi carbonate de soude, de la gélatine blanche, de la glycérine pure, du sucre vanillé, et de l'eau chloroformée. (Voir le formulaire.)

Examinons ces deux potions : elles seront vite jugées. Constatons d'abord que vous faites de la polypharmarcie, comme on n'en fait pas de nos jours. Andromaque ne formulait guère mieux. La première (celle au citraté acide de magnésie) est donnée pour faire uriner le malade et vous obtenez presque toujours ce résultat au bout de trois heures.—La seconde (celle au bismuth et au bi carbonate de soude) est administrée comme anti-acide (*sic*) et de plus comme anti-diarrhéique. Eh bien! Monsieur, je vous assure que, n'étant pas chimiste comme vous, je ne les comprends ni l'une ni l'autre.

La première nécessite une petite explication qui ne sera pas dépourvue d'élégance. Si le malade n'urine pas c'est que, selon vous (ceci est textuel), le col de la vessie est bouché par des cristaux d'oxalate de chaux qui empêchent l'émission de l'urine. Dès-lors, ce liquide ne trouvant plus une issue au dehors suit une marche rétrograde, retourne par les uretères et arrive dans les intestins, après avoir abandonné ces fameux cristaux d'oxalate de chaux dont nous avons parlé. De sorte que votre potion au citrate acide de magnésie, arrivant dans la vessie je ne sais trop comment, opère la dissolution de ces cristaux insolubles, — et le malade urine. Oh ! Monsieur, que vont dire les médecins qui liront cette explication? Que penseront-ils de vous qui la donnez et de moi qui commets l'indiscrétion de la révéler? Mes confrères diront, et ils auront raison, que si ce n'est pas une grossière plaisanterie de ma part, c'est au moins une monstruosité anatomique et physiologique de la vôtre. — Voyons, Monsieur Aronssohn, ne vous fâchez pas si je me permets de vous rappeler que dans beaucoup de circonstances *la parole est d'argent et le silence est d'or.*

Il est bon d'ajouter que votre citrate acide de magnésie associé à la glycérine et au chloroforme n'a jamais fait uriner vos malades au bout de trois heures, comme vous le prétendez.

Le 19 septembre à 10 heures du matin, j'ai sondé sous vos yeux un cholérique qui avait pris votre fameuse potion diurétique à trois heures du matin, c'est-à-dire depuis sept heures. La sonde n'a pas rencontré d'abord les cristaux d'oxalate de chaux en question qui devaient boucher le canal; et puis, elle n'a pas donné issue à une seule goutte d'urine.

Vous parlerai-je maintenant de votre potion bismuthique? A quoi bon? Il suffit de connaître sa composition pour savoir qu'elle ne vaut pas mieux que les autres. C'est un mélange de corps gras, de substances sucrées, de sels minéraux solubles ou insolubles, etc., qui, mélangés ensemble, forment une pâte analogue à la pâte des tapissiers, et vous appelez cela une potion! demandez-le plutôt aux sœurs de la pharmacie de la Conception. Au surplus, je vous demanderai au point de vue chimique comment le sous-nitrate de bismuth, qui est un sel insoluble, peut agir comme anti-acide. Ce sel doit aller, je le suppose, à la recherche de l'acide oxalique, n'est-ce pas? Mais quand vous aurez formé un oxalate de bismuth insoluble, comment cet oxalate nouveau sera-il éliminé? Où en trouverons-nous des traces? N'admettant pas en principe l'existence de l'acide oxalique, je ne vois dans l'action de votre sous-nitrate de bismuth qu'un effet anti-diarréique; voilà tout.

Dispensez-moi, monsieur, de vous dire encore ce que je pense au sujet de vos autres prescriptions. Vous en avez 14 en tout. Il faudrait donc vous écrire 14 chapitres, ce serait trop pour moi. Je les livre à l'appréciation de mes confrères qui sauront les juger avec autant de convenance que d'impartialité. (Voir le formulaire.)

C'est bien malgré moi que je me vois obligé de vous dire deux mots au sujet de votre bain de vapeur que vous ordonnez à la température de 75 à 80 degrés, c'est-à-dire à une moyenne de 77 1/2. Dites-moi, Monsieur, si au bout de 40 minutes de durée, ce bain n'aura pas été plutôt nuisible qu'utile au malade? 80 degrés! Mais, Monsieur, c'est presque la température de l'eau bouillante; et sous prétexte de faire suer votre cholérique, vous risquez fort de le faire rôtir.

Je ne pense pas que vous revendiquiez pour vous l'application du bain de vapeur au choléra. A chacun son droit: Un de mes anciens maîtres, le docteur Süe de regrettable mémoire, a été le premier à les appliquer dans les hôpitaux de Marseille; mais il ne les ordonnait jamais que je sache à la température de 80 degrés. Vous oubliez donc, Monsieur, qu'un bain de vapeur par encaissement

ne peut guère être supporté, en l'état ordinaire , au delà
de 35 à 40 degrés centigrades. Quant au bain d'étuve, on
ne peut que très-difficilement le supporter à une pareille
température. Il est vrai que dans le choléra la sensibilité
générale n'est plus la même : mais quelque altérée que
vous la supposiez, vous ne me ferez jamais croire que vous
ayez guéri radicalement un cholérique avec une température de 75 à 80 degrés. Je n'hésite donc pas à croire, pour
ma part, que le remède est pire que le mal, par cette raison
qu'un bain élevé à une pareille température ne peut que
produire des congestions violentes et mortelles.

Mais, ce qu'il y a de plus piquant, c'est que pendant
que le pauvre cholérique est soumis à l'action de ce bain
de vapeur, vous ordonnez des frictions (1) (qu'on n'a
jamais pu faire d'une manière convenable), et vous
administrez toutes les deux minutes un grand verre d'une
tisane bicarbonatée (2). Ce qui fait que le malade avalera
pendant la durée du bain qui est, avons-nous dit, de 40
minutes, 20 verres de cette tisane alcaline, soit 5 litres
environ ; c'est un peu trop.

Maintenant, je dois vous demander comment vous
traitez la période de réaction ? Vous me répondrez ce
que vous m'avez dit et ce que j'ai combattu plusieurs
fois devant vous : Ici, dites-vous, je combats les accidents typhoïdes qui peuvent se produire en donnant
soit du valérianate de quinine , soit du citrate de fer (3).

Ces accidents typhoïdes, Monsieur, vous les trouvez un
peu partout ; que le malade tombe dans la prostration
ultime de l'algidité, ou bien qu'il se réveille fort heureu-
sement pour lui de cette période grave pour arriver à une
bonne réaction , c'est *unum et idem*. Pour peu , en effet,
que cette réaction se développe, vous considérez de suite
le moindre symptôme de congestion, la moindre agitation

(1) Voir le formulaire.
(2) Idem.
(3) Idem.

ou le moindre coma, la moindre rougeur du visage ou de
la langue, la plus petite altération, en un mot, différente
de l'altération algide, comme un symptôme typhoïde. Si
ce n'était que cela, je comprendrais non pas votre erreur,
mais vos craintes: mais quand je vous ai vu ordonner
à plusieurs sujets atteints d'un simple état muqueux avec
ou sans fièvre, ou bien à d'autres présentant tous les symptômes d'une gastro-entérite aiguë ou sub-aiguë, deux maladies que vous prenez pour des variantes de l'infection cholérique; quand je vous ai vu, dis-je, leur ordonner tantôt
du valérianate de quinine, tantôt du citrate de fer, du
chloroforme, etc.... Oh! alors je me suis dit: M. Aronssohn,
votre thérapeutique n'est pas seulement mauvaise, elle est
dangereuse.

Il me semble maintenant que votre théorie n'a plus besoin d'être discutée, je vous ai dit en commençant que
votre point de départ était faux; je crois vous avoir suffi-
samment prouvé que les conséquenses devaient aussi être
fausses. Peut-être n'ai-je atteint mon but que d'une manière incomplète. Mais pour le moment j'estime que ma
réfutation est suffisante.

Dans quelques instants je ferai connaître les résultats
que vous avez obtenus dans les hopitaux civils; je n'oublierai pas ceux que vous a fournis l'hôpital militaire.
Mais avant, permettez-moi de vous raconter une petite
histoire; je serai court.

Une épidémie régnait dans une grande ville et sévissait
avec intensité dans les hôpitaux. Les médecins épuisaient
tout ce que la science, l'étude et l'expérience leur avaient
appris. Les malades ne mouraient pas tous, disons-le bien
vite. Un beau jour, un étranger revêtu d'une mission spé-
ciale, obtint la faveur de soigner un certain nombre de ces
malades; les plus graves, bien entendu, étaient ceux qui
convenaient le mieux à sa méthode curative. Un incrédule, comme il y en a toujours, voyant un sujet
dont la vie était sérieusement compromise, dit à l'é-

tranger: « Si vous guérissez cet homme je vous paye
un merle blanc. » L'inconnu répondit: « Dans ce cas
vous pouvez l'acheter, je réponds du malade. » Quelques heures après le malade était mort. Eh bien ! Monsieur, voulez-vous que je mette des noms aux personnages
de cette histoire ? Les voici: la maladie, c'était le choléra;
l'étranger, c'était vous; l'incrédule, c'était le docteur
Dauvergne, chef-interne à l'Hôtel-Dieu. Je garantis l'exac-
titude du fait. Je n'oublierai jamais l'histoire du merle
blanc.

Si donc, à mon avis, et de l'avis de beaucoup d'autres,
la cause du choléra vous échappe, si vous ne tenez compte
dans cette terrible maladie, que de prétendues composi-
tions et décompositions chimiques, sans regarder les
phénomènes vitaux et organiques qu'engendre cette cause
encore inconnue, il serait de mon devoir de vous dire à
mon tour de quelle manière j'envisage cette maladie. Peut-
être trouveriez-vous dans la description que je vous ferais
mille raisons pour une qui changeraient vos opinions.
Mais, tel n'est pas mon but. Si vous y teniez toutefois, je
me ferais un véritable plaisir de reprendre ce sujet
dans une seconde lettre.

Encore quelques lignes et je termine : votre système
doit vous rendre forcément anti-contagioniste. Je me
suis proposé de vous le prouver, bien que votre affirma-
tion dût à la rigueur m'en dispenser. Vous nous avez
fait connaître la cause du choléra; je n'y reviendrai pas.
Prenons l'épidémie actuelle et suivons sa marche : elle
naît à Alexandrie, gagne le Caire, fait un saut à Constan-
tinople où elle tue les Turcs par milliers, fait une visite
meurtrière à Ancône, s'abat sur notre ville, et s'étend
ensuite d'une manière cruelle sur les cités qui nous avoi-
sinent. Vous n'admettrez pas, je l'espère, que dans ces
divers pays l'air a été oxaliqué par l'acide que les hommes
et les choses auront pu transporter; car, dans ce cas,
vous seriez contagioniste. — mais de même que je nie la

formation de l'acide oxalique dans l'air de Marseille jusqu'à ce que vous me l'ayez fait voir, de même je nie l'existence de cet acide dans l'air des villes que je viens de
citer, par une raison toute simple, c'est que je vous demanderai si vous avez analysé l'air des pays contaminés en
Egypte, en Turquie et en Italie. En outre, je répèterai
ce que je vous ai dit plus haut, que l'acide oxalique ne pouvant pas être tenu en supension dans l'air à l'aide
de la vapeur d'eau à cause de sa densité, vous en trouve-
veriez des quantités relativement considérables sur les
individus, les objets et les marchandises venant des pays
envahis par le fléau. Or, je ne pense pas que dans ces conditions vous ayez jamais constaté l'importation de cet
acide d'un lieu dans un autre.

Irez-vous me dire par hasard que l'air une fois oxaliqué
dans une région devient infectieux de proche en proche?
Mais alors, expliquez-moi ce développement brusque de
l'épidémie dans des pays distants les uns des autres de
plus de 300 lieues; expliquez-moi pourquoi tel quartier
d'une ville sera décimé par la maladie, tandis que tel autre
ne le sera pas; dites-moi encore pourquoi le premier
étage d'une maison sera atteint par le fléau alors que
les étages au-dessus n'auront rien; dites-moi encore
pourquoi tout un côté d'une rue sera frappé tandis que
l'autre ne subira aucune atteinte; pourquoi une salle d'hôpital sera encombrée de cholériques, tandis que la salle à
côté n'en présentera aucun; pourquoi la classe pauvre et
ouvrière est plus cruellement frappée que le classe riche;
pourquoi les causes morales, entre-autres la peur, ont
une influence que vous ne contesterez pas? C'est que,
Monsieur, au dessus de votre théorie chimique qui fait
naître la maladie chimiquement dans un endroit quelconque par *l'action combinée du calorique et de l'électricité,*
ou par toute autre cause aussi peu saisissable, il y a un
ordre de faits que vous ne contesterez pas. Lisez, Monsieur, tout ce que *la Gazette du Midi* a publié dans ces

derniers temps sur cet important sujet; lisez les remarquables lettres de M. le Maire sur la nécessité des mesures préventives et vous serez étonné vous-même de la marche et du développement rapide du fléau partout où les hommes et les choses ont été reçus en libre pratique venant de pays infectés.

Si vous en étiez bien aise, je pourrais même vous fournir à ce sujet les conclusions d'un remarquable rapport fait à la société impériale de médecine de notre ville par le Dr Bouisson un de mes collègues des hôpitaux. Vous y verriez que le choléra est transmissible et que les quarantaines constituent le meilleur moyen pour s'opposer à sa propagation.

Or, si vous n'acceptez pas les quarantaines, quel préservatif nous donnerez-vous contre votre acide oxalique? Car, de même que vous avez trouvé le poison, de même vous devez nous indiquer le contre-poison. Créez une nouvelle théorie pour répondre à ma question, si vous le pouvez; mais, de grâce, quelle soit acceptable et surtout efficace.

Mon interne de l'hôpital de la Conception, M. Lombard, vous demandait, il y a peu de jours, devant plusieurs de ses collègues, ce que vous pensiez de la contagion immédiate, c'est-à-dire par contact. Vous lui avez répondu que vous aviez fait plusieurs expériences sur vous-même, afin de vous assurer s'il n'existait pas une transmissibilité directe. Comment avez-vous fait ces expériences? Vous êtes vous inoculé le sang d'un cholérique ou bien un produit quelconque de sécrétion morbide? Oh! non... votre dévouement, j'aime à le croire, n'est pas allé jusque-là. Vous vous êtes contenté de vous *gratter plus ou moins l'épiderme des doigts* (sic), et vous ne vous êtes rien communiqué en laissant vos doigts ainsi dénudés au contact de la sueur froide et visqueuse des cholériques!!! d'où vous avez conclu que le choléra ne peut pas être assimilé à un virus......

De telles expériences n'ont pas besoin d'être commentées ; je les livre volontiers aux lecteurs de cette lettre pour qu'ils sachent à quoi se réduit le dernier terme de votre système.

Je m'arrête enfin, Monsieur, avec le regret d'avoir été aussi long et aussi court en même temps. Mais, je conserve l'espérance que, si vous m'honorez d'une réponse, il me sera permis de reprendre ce sujet, non seulement pour vous réfuter de nouveau, mais encore pour vous prouver que pour être bon médecin il faut connaître l'Anatomie, la Physiologie, la Pathologie générale et descriptive, les sciences accessoires, et que toutes ces branches indispensables à l'art de guérir, se trouvent couronnées par la philosophie médicale.

Veuillez agréer, Monsieur, l'assurance de ma considération la plus distinguée.

Dʳ A. VILLARD.

Médecin-adjoint des Hôpitaux de Marseille.

AU LECTEUR

—

Vous ne recevez pas tous le *Progrès de Lyon*. — Probablement beaucoup d'entre vous n'ont même pas l'occasion de lire tous les jours cet intéressant journal. Je suis du nombre je l'avoue. Cependant je dois dire que lorsqu'il me tombe sous la main, je le lis avec le plus grand plaisir. C'est ce qui m'est arrivé ces jours derniers. Quel n'a pas été mon étonnement lorsque parcourant la troisième page, j'ai lu ce qui suit :

« On écrit de Marseille, le 20 septembre :

« Il y a quelques jours, est arrivé dans notre ville un chimiste, M. Aronssohn, qui dit avoir trouvé, sinon un moyen infaillible pour combattre le choléra, du moins un remède efficace dans la généralité des circonstances. Ce chimiste a été adressé par M. le Ministre de l'Instruction publique aux directeurs de l'Hôtel-Dieu et de l'hospice de la Conception, *avec injonction* de mettre à sa disposition quelques lits pour l'application de son système. D'après les renseignements que j'ai pu recueillir, les résultats obtenus jusqu'à ce jour sont favorables, et un grand nombre de malades traités par M. Aronssohn échappent à la mort... »

Suit l'exposition succincte du système oxalique de M. Aronssohn...

« Reste à savoir si les faits observés sont exacts. M. Aronssohn a promis une démonstration que le monde médical attend impatiemment. » (1)

---

(1) Ce même article a été reproduit par la *Gazette de France* et la *Gironde*. Il faut espérer que désormais les correspondants Marseillais seront moins prodigues d'éloges à l'égard du système de M. Aronssohn.

Cet article, cher lecteur, j'aurais pu le souligner presque tout entier dans sa première partie. Mais la seconde en est pour vous et pour moi le correctif indispensable. Oui, que M. Aronssohn donne au monde médical la demonstration de son système; qu'il fournisse des preuves évidentes et concluantes en faveur de ses opinions, et, alors, nos populations n'auront plus besoin de purifier l'atmosphère par des milliers de feux allumés dans les rues; plus rassurées sur les conséquences désastreuses d'une pareille maladie, elles ne déserteront plus leurs habitations et leurs affaires ; et alors M. Aronssohn aura acquis les droits les plus légitimes à la reconnaissance publique.

Mais en attendant, cher lecteur, laissez-moi vous dire que nos espérances ne sont pas si près de se réaliser. Jugez-en vous-même par les résultats statistiques que je vous donnne : ces résultats sont ceux qu'a fournis le traitement de M. Aronssohn dans les hôpitaux civils l'Hôtel-Dieu et l'hôpital de la Conception , et l'hôpital Militaire.

RELEVÉ DES MALADES SOIGNÉS PAR M. ARONSSOHN

depuis le **11** et le **12** septembre, jusqu'au **25** du même mois inclusivement, à l'Hôtel-Dieu et à l'Hôpital de la Conception.

———

Ce relevé, confirmé par MM. Seux, médecin en chef à l'Hôtel-Dieu, et de La Souchère, médecin en chef à l'hôpital de la Conception, a été dressé par M. Jaillieu, interne attaché au service des cholériques à l'Hôtel-Dieu, et M. Marcorelles, interne attaché au service des cholériques à la Conception.

Relevé arrêté le 25 septembre.

———

HOTEL-DIEU.

SALLE SAINT-JOSEPH, 30 malades.	SALLE SAINT-LOUIS, 2 malades.

Total...... 32.

Morts 18. { Sur ce nombre 2 n'étaient atteints que de symptômes légers ; ils se sont cholérisés pendant le traitement.

Sortis 6. { 3 algides. 2 cholérines. 1 choléra léger.

En traitement 2. { 1 entré algide. 1 entré léger.

Convalescents 6. { 2 algides. 4 légers.

Nota. Dans ce tableau ne figurent pas 3 femmes du service de la clinique à l'Hôtel-Dieu. Sur ces 3 femmes, 2 sont mortes. Ce renseignement a été pris à l'Hôtel-Dieu, le 25 septembre, à 5 heures du soir.

HOPITAL DE LA CONCEPTION.

26 malades.

Morts 12
Guérisons................. 4
En traitement............. 10

Sur ce dernier chiffre (10 en traitement), 2 sont encore graves, 8 sont en voie de guérison ; et sur ces 8 , 4 sont entrés sans accidents graves.

HOPITAL MILITAIRE:

5 malades. — 5 morts.

Ces cholériques, tous graves, ont été soignés dans le service de M. Pau Saint-Martin , médecin en chef. Les instructions données par M. Aronssohn , ont été *militairement* exécutées suivant son traitement. (Renseignements pris à l'hôpital militaire, le 25 septembre, à 11 heures du matin).

Quant aux résultats fournis par les traitements ordinaires, je puis affirmer que les guérisons dépassent la mortalité de plus de la moitié.

Je viens donc de faire connaître de la manière la plus impartiale les résultats obtenus par M. Aronssohn.

Le lecteur n'aura pas oublié que M. Aronssohn prétend avoir guéri, par son système, 27 cholériques sur 29. La différence est donc assez tranchée pour prouver que les guérisons obtenues par lui, dans nos hôpitaux, ne doivent pas être attribuées seulement au traitement dont nous avons parlé. Dans le choléra confirmé , aussi bien que dans beaucoup de maladies mêmes les plus graves , les miracles ne sont pas impossibles.

Dr A. VILLARD.

Formules de M. ARONSSOHN

Dans le traitement du Choléra.

POTION au citrate acide de magnésie.
- Citrate de magnésie . ... 40 grammes.
- Glycérine neutre..... .... 45 id.
- Eau distillée chloroformée 1/200............ 125 id.
- Sirop de fleurs d'oranger............... 40 id.

à prendre en 2 fois.

POTION bismuthique.
- S. nitrate de bismuth.................... 4 grammes.
- Bicarbonate de soude......... .... 1 id.
- Gélatine blanche......................... 50 id.
- Glycérine pure.................. .... 50 id.
- Sucre vanillé . ... 20 id.
- Eau distillée chloroformée. .... 50 id.

TISANE ordinaire.
- Bicarbonate de soude .... 4 grammes.
- Eau de fleurs d'oranger..................... 50 id.
- Eau distillée........ .... 1 litre.

2me APOZÈME.
- Feuilles de houx..................... 90 grammes.
- Eau..................... eau .... 3 litres.
- Sel marin .... 10 grammes.
- Sirop de fleur d'oranger................... 150 id.

Période de réaction et accidents typhoï.
- Valérianate de quinine...................0,50 centigr.
- Eau distillée chloroformée................. 500 grammes.
- Eau de canelle .... 100 id.

JULEP CALMANT
- Eau distillée chloroformée................. 100 grammes.
- Sirop de coing. .... 10 id.
- Eau de fleur d'oranger.................... 10 id.
- Sirop de Tolu......................... 10 id.
- Blanc d'œuf......................... N° 1.

ACCIDENTS typhoïdes.
- Citrate de fer et de magnésie .... 20 grammes.
- Eau chloroformée...................... 100 id.
- Sirop de fleurs d'oranger ..... .·......... 30 id.

à prendre en une ou 2 fois très-rapprochées.

2me tisane.
- Tilleul................................ 10 grammes.
- Safran........................0,25 centigr.
- Benzoate de soude...................... 5 grammes.

Pour un litre.

Adynamie.
- Perchlorure de fer sublimé.................0,50 centigr.
- Potion........ .... 120 grammes.

POTION pour aider la convalescence longue et pé- nible.	Phosphate de soude neutre cristallisé.........	50	grammes.
	Nitrate de soude fondu	25	id.
	Acide benzoïque..	5	id.
	Sucre vanillé...	20	id.
	Sirop de jujubes ou de dattes	100	id.

LAVEMENT.	Carbonate de soude......................	50	grammes.
	Glycérine..	50	id.
	Eau tiède................................	250	id.
	Chloroforme............................	20	gouttes.

LINIMENT contre les crampes.	Narcotine	1	gramme.
	Chloroforme...	40	id.
	Huile d'olive ou d'amande douce	450	id.
	Eau distillée de canelle...................	8	id.

LINIMENT pendant le bain de vapeur.	Blanc de Meudon.........................	500	grammes.
	Glycérine................................	200	id.

GRAND BAIN.	Carbonate de soude....................	1	kilogr.
	Glycérine........	de 400 à 600	grammes.

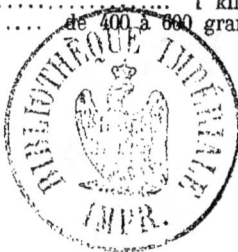

Marseille. — Typ. Arnaud et Comp., rue Saint-Ferréol, 57.

www.ingramcontent.com/pod-product-compliance
Lightning Source LLC
Chambersburg PA
CBHW060507210326
41520CB00015B/4129